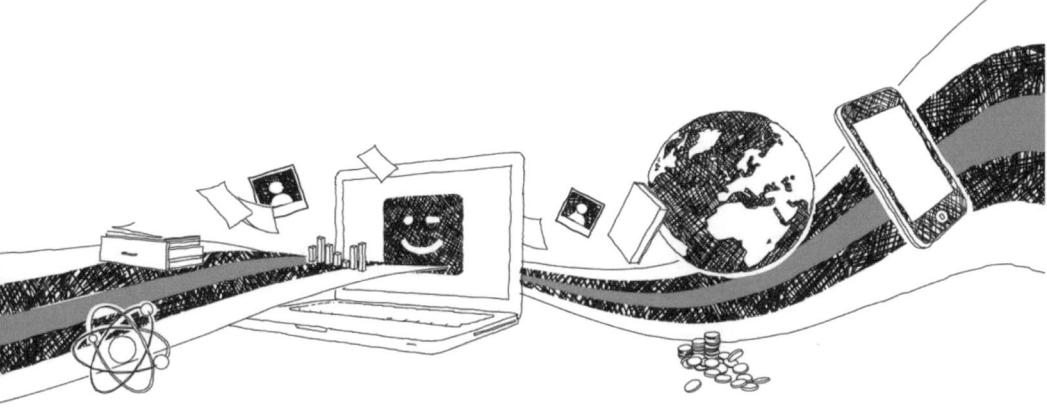
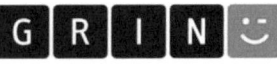

Was leisten Pflegediagnosen einer praktischen Wissenschaft?

Schaffung einer einheitlichen Pflegefachsprache

Robbin Hansen

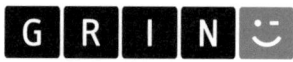

Bibliografische Information der Deutschen Nationalbibliothek:

Die Deutsche Nationalbibliothek verzeichnet diese Publikation in der Deutschen Nationalbibliografie; detaillierte bibliografische Daten sind im Internet über http://dnb.d-nb.de abrufbar.

ISBN: 9783346281500
Dieses Buch ist auch als E-Book erhältlich.

© GRIN Publishing GmbH
Nymphenburger Straße 86
80636 München

Druck und Bindung: Books on Demand GmbH, Norderstedt Germany
Gedruckt auf säurefreiem Papier aus verantwortungsvollen Quellen

Das vorliegende Werk wurde sorgfältig erarbeitet. Dennoch übernehmen Autoren und Verlag für die Richtigkeit von Angaben, Hinweisen, Links und Ratschlägen sowie eventuelle Druckfehler keine Haftung.

Das Buch bei GRIN: https://www.grin.com/document/946900

Hochschule Neubrandenburg

Fachbereich Gesundheit, Pflege, Management

Studiengang Pflegewissenschaft/Pflegemanagement

Was leisten Pflegediagnosen einer praktischen Wissenschaft

Schriftliche Hausarbeit

Pflegediagnostik

Vorgelegt von: *Robbin Hansen*

Tag der Einreichung: *12.07.2019*

Inhaltsverzeichnis

Was leisten Pflegediagnosen einer praktischen Wissenschaft

1. Einleitung

Als Begriff sind Pflegediagnosen historisch gesehen noch recht jung. Gegen Ende des 19. Jahrhunderts war die bekannte Krankenschwester Florence Nightingale in ihrem Wirken besonders bei der Behandlung der Opfer im Krimkrieg als Diagnostikerin zu betrachten. Sie diagnostizierte Ernährungsmängel und andere Gesundheitsprobleme (Gordon and Bartholomeyczik, 2001, S. 4). Ihr Handeln wurde aber nicht als Diagnostizieren benannt. Der Beginn der Diskussion, dass die Pflege ähnlich der Medizin auch Diagnosen im Rahmen ihres Tätigkeitsfeldes stellen könnte, blieb lange aus. Erst 1950 wurde in der Veröffentlichung „Assumptions of the Functions of Nursing" von R. Louise McManus festgestellt, dass Pflege das Erkennen und Diagnostizieren von Pflegeproblemen ist, um daraus sich für notwendige pflegerische Maßnahmen entscheiden zu können. Virgina Fry prägte 1953 schließlich den Begriff der Pflegediagnosen. Es vergingen viele Jahre bis 1974 die Pflegediagnose als fester Standard im Pflegeprozess von der American Nurses Association etabliert worden ist. (vgl. Müller Staub et al., 2017, S. 24) 1982 wird die North American Nursing Diagnosis Association, abgekürzt NANDA gegründet. Bis 1986 erarbeitet diese eine erste Taxonomie, welche sich an „9 Human response pattern" orientiert. Die Taxonomie wird seitdem regelmäßig ergänzt und überarbeitet. Mit dem 1992 im deutschsprachigen Raum durchgeführten Veröffentlichung des Buches „Pflegediagnosen und Pflegemaßnahmen" begann auch in Deutschland, Schweiz und Österreich vereinzelt das Arbeiten mit den Pflegediagnosen (vgl. Müller Staub et al., 2017, S. 65). Die Einführung der Pflegediagnosen soll sehr viel leisten können und soll die Pflege auf ihren Weg zur Professionalisierung vorantreiben. Zum einen in der direkten Pflege, indem eine strukturierte Kommunikation im Team und zwischen Organisationen die Evaluation, die Leistungsbegründung und Transparenz der Pflegeleistung darlegen und erhöhen soll. Zum anderen dient die Standardisierung von Pflegeinformation dem Management und der Wissenschaft zum Zweck der Leistungsdarstellung, Abrechnung, Bedarfsplanung und der Bearbeitung von pflegerelevanten Forschungsfragen. Zusammengefasst soll die Pflege mit Hilfe der Pflegediagnosen organisierbarer, kommunizierbarer, vergleichbarer und beforschbarer werden (Stefan and Schalek, 2014). Alle diese Ziele unabhängig davon, wie weit sie schon verwirklicht worden sind oder nicht, fußen nach Auffassung des Verfassers in einem Ursprung. Der Ursprung ist das Ziel, die Pflegefachsprache vereinheitlichen zu wollen und sie von anderen Disziplinen abgrenzen zu können.

2. Ziel der Arbeit

Bei der Literatursichtung hat der Verfasser häufiger inhaltlich ähnliche Formulierungen wie diese vorgefunden:

„•Klassifikationen sollen den Wissensfundus von Professionen repräsentieren. …

•Die Klassifikation soll dazu dienen, die Kommunikation innerhalb eines Fachgebietes für professionelle und wissenschaftliche Zwecke zu fördern." (Müller Staub et al., 2017, S. 39). Den „Wissensfundus zu repräsentieren" und „die Kommunikation innerhalb eines Fachgebietes … zu fördern" hat den Verfasser interessiert. Es ist aus der Deutung des Verfassers die Andeutung zu entnehmen, dass Pflegediagnose Klassifikationen die Pflegefachsprache vereinheitlichen sollen. Ein anderes Zitat soll dies unterstützen. „Bei der ersten Pflegediagnosen Konferenz von 1973 machten Pflegefachkräfte deutlich, dass sie sehr wohl diagnostische und therapeutische Urteile fällten und einer Sprache bedurften, um diese Beurteilungen zu formulieren, um zu kommunizieren." (Gordon and Bartholomeyczik, 2001, S. 6). Das Ziel wird aus dem Empfinden des Verfassers häufig genannt, aber Ergebnisse inwieweit dies zutrifft, konnten bei der Literatursichtung kaum vorgefunden werden.

Die Rolle zu erörtern, inwieweit die Einführung der Pflegediagnosen hilft einen Beitrag zur Etablierung einer einheitlichen Pflegefachsprache zu bilden, ist Ziel dieser Arbeit.

3. Methodik

Unter Zuhilfenahme der Bücher „Pflegeklassifikation" (Müller Staub et al., 2017) und „Pflegediagnosen" (Gordon and Bartholomeyczik, 2001) wurde sich zunächst in die Thematik eingearbeitet, da diese sich aus der Sicht des Verfassers gut als Übersichtsarbeiten geeignet haben.

Sowohl Marjory Gordon als auch Sabine Bartholomeyczik, die Verfasser des Buches „Pflegediagnosen" sind, als auch Maria Müller Staub, die Pflegeklassifikationen veröffentlichte, sind renommierte Pflegewissenschaftler. So war Marjory Gordon 1973 die erste Vorsitzende der Task Force die zur Erarbeitung von Pflegediagnosen Klassifikationen gegründet wurde und aus der die 1982 die die „North American Nursing Diagnosis Association" (kurz NANDA) wurde. (vgl. Müller Staub et al., 2017, S. 25)

„Pflegeklassifikationen" sind mit dem Erscheinungsjahr 2017 eine recht aktuelle Veröffentlichung, während „Pflegediagnosen" mit dem Erscheinungsjahr 2000 eine etwas zurückliegende Sicht der Thematik darstellen. In beiden Werken wurden die unabdingbare Einheit von Pflegeprozess und Pflegediagnosen beschrieben. In den „Pflegeklassifikationen" wird dies wie folgt beschrieben. „Weil die hier vorgestellten Klassifikationen/ Begriffssysteme das Fachgebiet der Pflege abbilden sollen, ist die Entstehung eng mit dem Pflegeprozess verbunden... Der Pflegeprozess beschreibt die Phasen und die Beziehungsgestaltung zwischen Pflegefachpersonen und PatientInnen. Pflegeklassifikationen liefern die Inhalte des Pflegeprozesses, mit dem Ziel, diesen systematisch und standardisiert zu hinterlegen." (Pflegeklassifikationen, S. 23).

Unter Zuhilfenahme dieser Werke wurden die Thesen formuliert, die diese Ausarbeitung diskutiert. Die These lautet „Pflegediagnosen schaffen einheitliche Fachsprache". Zur Erörterung dieser These wurde neben den zuvor genannten Büchern eine Handsuche in der Hochschulbibliothek Neubrandenburg durchgeführt und es wurden Artikel aus der Springer Datenbank herangezogen. Es wurde mit dem Stichwort „Pflegediagnosen" gearbeitet. Mit dem Recherche Ergebnis ließen sich folgende Argumente erarbeiten: 1. Die Geschichte der Pflegediagnosen selbst zeigt, dass sich die Pflegefachsprache vereinheitlicht. 2. Pflegediagnosen helfen die Fachsprache zu vereinheitlichen, weil sie es ermöglichen, den Pflegeprozess an viele Pflegetheorien anzupassen.

Die Untersuchung der Antithese gestaltete sich zunächst schwierig, weil auch in der für die These durchgeführten Literaturrecherche kaum Informationen gefunden wurden, welche sich für die Diskussion der Antithese geeignet hätten. Das einzige Argument, dass sich aus der Literaturrecherche ableiten ließ lautet: „Pflegediagnosen Klassifikationen können Pflegephänomene nicht eindeutig benennen." So entschloss sich der Verfasser der Arbeit selbst eine beispielhafte Untersuchung durchzuführen. Die Untersuchung soll folgendes Argument prüfen: „Die Vielfalt an Klassifikationssystemen hemmt die Entwicklung einer einheitlichen Fachsprache." Die Untersuchung bestand darin, dass zwei Pflegediagnosen Klassifikationssysteme miteinander inhaltlich und strukturell verglichen wurden.

Die Untersuchung beinhaltete den Vergleich der NANDA Klassifikation mit der POP Klassifikation. Die NANDA wurde gewählt, weil sie die erste veröffentlichte Klassifikation ist, und bereits in viele Sprachen übersetzt worden ist (Gordon and Bartholomeyczik, 2001, S. 7, 15-16). Die POP Klassifikation wurde gewählt, weil sie erstens eine open Access Klassifikation ist. Sie erhebt im Vergleich zu anderen Klassifikationen keine Lizenzgebühren von den Einrichtungen für die Nutzung der Klassifikation. Die Autoren hatten die Lizenzgebühren als Hindernis bei der Etablierung einer einheitlichen Pflegefachsprache betrachtet, weil deswegen nicht jede Einrichtung Zugang zu Pflegediagnostik Klassifikationen hat. Zweitens erheben die Autoren den Anspruch, dass sich ihre Klassifikation zu anderen Klassifikationen weiterentwickelt hat, weil sie die Aspekte von Ressourcen und Gesundheitsförderung mit einbinden in die Pflegediagnostik (Stefan and Schalek, 2009). Die beiden Klassifikationen wurden unter den Aspekten der Definition, ihrer Domänen, der Pflegediagnosen Arten und deren Struktur verglichen. Besonderes Augenmerk ist auf den Vergleich der Definitionen zu legen. Eine oberflächliche Inhaltsanalyse erschien dem Verfasser nicht valide genug. Weil sich Pflegediagnosen konzeptionell darüber definieren, was man unter Pflege versteht und wie man den Gegenstand der Pflege definiert, (vgl. Doenges et al., 2014, S. 81) erschien dem Verfasser ein Abgleich der Definitionen mit dem Metaparadigma der Pflege als eine valide Lösung. (vgl.Brandenburg and Bekel, 2008, S. 134)

4. These: Pflegediagnosen schaffen eine Einheitliche Pflegefachsprache

4.1 Argument: Die Geschichte der Pflegediagnosen selbst zeigt, dass sich die Pflegefachsprache vereinheitlicht

Die Entwicklung der Pflegediagnosen begann in den USA. Seit der NANDA Klassifikation. welche 1986 veröffentlicht wurde sind viele weitere Pflegediagnose Klassifikationssysteme entstanden. Die NANDA Klassifikation wurde seitdem stetig weiterentwickelt (Müller Staub et al., 2017). Pflegende in den USA, welche vorher keine eigene Sprache zur Verfügung hatten und deshalb keine gemeinsame Wissensbasis zur Formulierung von Pflegeproblemen hatten, haben diese nun errungen. Die Etablierung des Pflegeprozesses und der Pflegediagnosen blieb nicht nur in den USA, sondern verbreitete sich in andere Länder. „ Pflegediagnosen wurden in die meisten europäischen und asiatischen und einige afrikanische Sprachen übersetzt."(Gordon and Bartholomeyczik, 2001, S. 16). Es wurden auch in Europa Bemühungen unternommen Pflegediagnosen zu klassifizieren. So wurde die Association of Francophone European Diagnosis „AFEDI" gegründet, die der NANDA Klassifikation angeschlossen wurde. 1995 wurde des Weiteren die Association of Common European Nursing Diagnosis „ACENDIO" gegründet, um zu prüfen, ob Pflegediagnosen aus den USA in Europa modifiziert werden müssen. Nicht alle NANDA Pflegediagnosen sind auf andere Kulturen anwendbar (Gordon and Bartholomeyczik, 2001, S 16-17). Deswegen organisiert die ACENDIO Konferenzen, publiziert und schafft ein Netzwerk für Pflegende aus den Ländern Europas. Entwicklungen zur Pflegediagnostik sollen somit nicht nur in einzelnen Ländern bleiben, sondern die Anwendbarkeit soll Europa weit kommuniziert werden (Müller Staub et al., 2017, S. 27).

Darüber hinaus wurde 1989 durch den International Council of Nursing der ICNP gegründet. Der ICNP soll eine international gesehen gemeinsame Terminologie für pflegerelevante Informationen bilden. Es werden die 3 Dimensionen Pflegephänomene (welche den pflegebezogenen Zustand, also einer Pflegediagnose), Pflegeinterventionen und Pflegeergebnisse dargestellt (URL:http://icnp.info/?page_id=285, letzter Abruf: 30.06.2019). Beispielhaft wurden aus der NANDA Taxonomie die Pflegediagnosen Hoffnungslosigkeit und Flüssigkeitsdefizit (Doenges et al., 2014, S. 295, 391) in dem ICNP Browser nachgeschlagen, um zu prüfen, ob diese auch hinterlegt sind. Der ICNP Browser (URL: https://neuronsong.com//_/_sites/icnp-browser/#/2017/concepts/de/10042335, letzter Abruf: 12.07.2019) wurde in der Version 2017 gewählt, weil dieser auch eine deutsche Fassung hat. Es wurde das Sachwortregister in alphabetischer Reihenfolge durchsucht. Die Diagnose Hoffnungslosigkeit war als Typ Diagnoses/ Outcome mit der Codierung 10000742 hinterlegt. Die Pflegediagnose Flüssigkeitsdefizit ist nicht wortgleich hinterlegt. In der alphabetischen Abfolge ist die Diagnose/ Outcome Flüssigkeitsungleichgewicht hinterlegt.

Ein Fortschritt in Deutschland war als 1988 der Pflegeprozess ins SGB XI § 113 aufgenommen wurde.

4.2 Argument: Pflegediagnosen helfen die Fachsprache zu vereinheitlichen, weil sie es ermöglichen den Pflegeprozess an viele Pflegetheorien anzupassen

Als Beispiel soll aufgeführt werden, dass sich die NANDA Pflegediagnosen neben ihrer selbst entwickelten Struktur/ Taxonomie, auch in die Struktur anderer Pflegetheorien einordnen lässt. So kann man die NANDA Pflegediagnosen nach Gordons funktionellen Gesundheitsverhaltensmustern, Roper- Logan- Tierneys Lebensaktivitäten, Hendersons 14 Grundbedürfnisse, Juchlis Aktivitäten des täglichen Lebens und andere Pflegetheorien ordnen. In der NANDA Taxonomie-II werden die Pflegediagnosen in 13 Domänen wie zum Beispiel Gesundheitsförderung und Ernährung eingeordnet. In der Domäne Gesundheitsförderung findet sich die Pflegediagnose Selbstvernachlässigung und in Ernährung die Pflegediagnose Flüssigkeitsdefizit. Die Pflegediagnosen lassen sich aber auch zum Beispiel in Juchlis Aktivitäten des täglichen Lebens einordnen. Dann findet man die Pflegediagnose Selbstvernachlässigung in der täglichen Aktivität „Sich sicher fühlen und verhalten" eingeordnet und die Pflegediagnose Flüssigkeitsdefizit ist in der täglichen Aktivität „Essen und Trinken" eingeordnet. (vgl.Doenges et al., 2014, S. 949- 989) Mit der Eingliederung von Pflegediagnosen in die Systeme vieler Pflegetheorien ist gewährleistet, dass Pflegende, die nach den unterschiedlichsten Pflegetheorien arbeiten, auf eine gemeinsame Wissensbasis im Pflegeprozess zurückgreifen.

4.3 Interpretation

Das Argument, die Geschichte der Pflegediagnosen selbst zeigt, dass sich die Pflegefachsprache vereinheitlicht, ist bestätigt. Im geschichtlichen Kontext wurde erklärt, dass die Entwicklung der Pflegediagnosen sich von den USA in viele andere Länder fortgesetzt hat. In Form des ICNP hat sich eine Institution gebildet, die versucht eine einheitliche Terminologie international zu bilden. Der Test, ob die NANDA Pflegediagnosen im ICNP hinterlegt sind, ist positiv, auch wenn die Bezeichnung in einem Fall nicht identisch ist. Die Grundidee, dass auch Pflegefachpersonen in Ihrem Tätigkeitsbereich Diagnosen stellen und dieses Wissen klassifiziert werden muss, damit die Berufsgruppe einheitlich operieren kann, hat sich in vielen Ländern durchgesetzt. Doch sind nicht alle Pflegediagnosen einer Klassifikation auf alle Kulturen anwendbar. Das heißt, dass die Taxonomien für jede Kultur geprüft werden müssen, gegebenen falls gekürzt und teilweise ergänzt werden müssen. Für Europa sind mit Organisationen wie der AFEDI oder der ACENDIO dafür erste Schritte gegangen worden.

Das Argument, Pflegediagnosen helfen die Fachsprache zu vereinheitlichen, weil sie es ermöglichen den Pflegeprozess an viele Pflegetheorien anzupassen, ist bestätigt. Die Notwendigkeit ist auch gegeben, weil in der Profession der Pflege ein theoretischer Pluralismus besteht (vgl. Brandenburg and Bekel, 2008, S. 130-133). Pflegende arbeiten abhängig vom Setting auch mit unterschiedlichen Modellen und Theorien. Wären Pflegediagnose Klassifikationen nicht einzubetten, würde dies den Zugang zu Pflegediagnosen verwehren. Am Beispiel der NANDA Domänen wurde aufgezeigt, dass Pflegediagnosen nicht nur an den Domänen strukturiert werden, sondern auch nach den Aktivitäten des täglichen Lebens von Liliane Juchli kategorisieren lassen. Im Rahmen der aufgeführten Argumente ist die These, dass Pflegediagnosen eine einheitliche Fachsprache schaffen, bewiesen.

5. Antithese: Pflegediagnosen schaffen keine einheitliche Pflegefachsprache

5.1 Argument: Die Vielfalt an Klassifikationssystemen hemmt die Entwicklung einer einheitlichen Fachsprache

Pflegediagnosen entwickeln Pflege zu einer selbstkritikfreudigen Wissenschaft. Es haben sich diverse Pflegeklassifikationssysteme entwickelt. Die Vielfalt an Klassifikationssystemen machen es Einrichtungen mittlerweile schwer das passende für die eigene Organisation zu finden. NANDA-I, POP, ICNP, LEP, ENP, NIC NOC, und andere Klassifikationssysteme stehen Anwendern und Anwenderinnen zur Auswahl (K. Schalek, H. Stefan 2014).

Eines der vordergründig genannten Ziele von Pflegediagnosen ist es eine einheitliche Fachsprache zu entwickeln. Aber kann die Fachsprache bei der Entwicklung einer großen Vielfalt von Klassifikationssystemen, welche parallel zueinander kooperieren, denn eine einheitliche Fachsprache bilden? Eine Antwort dazu soll beispielhaft ergründet werden.

1986 wurde durch die NANDA die erste Taxonomie von Pflegediagnosen erarbeitet (vgl.Müller Staub et al., 2017, S. 24). Seit dem sind viele weitere entstanden. Es soll exemplarisch erörtert werden, in wieweit sich die Praxis Orientierte Pflegediagnostik abgekürzt POP im Bezug zu inhaltlichen und strukturellen Aspekten von der NANDA Taxonomie unterscheidet. Zur Untersuchung sollen folgend die Pflegeklassifikationen mit den Definitionen und der Strukturierung ihrer Taxonomie abgeglichen werden.

Des Weiteren werden zwei Pflegediagnosen aus der NANDA Taxonomie ausgewählt und geprüft, ob die POP Klassifikationen über inhaltlich gleiche Definitionen verfügt.

Die NANDA Pflegediagnosen, die mit POP abgeglichen werden sollen, lauten: Stuhlinkontinenz aus der Domäne 3. Ausscheidung und Hoffnungslosigkeit aus der Domäne 6. Selbstwahrnehmung.

5.1.1 Vergleich der Definitionen NANDA und POP

Zunächst wird kurz die NANDA-II Definition vorgestellt. Die Definition lautet wie folgt: Eine Pflegediagnose „stellt eine klinische Beurteilung der Reaktion eines Individuums, einer Familie der einer Gemeinde auf aktuelle und potenzielle Gesundheitsprobleme oder Lebensprozesse dar. Pflegediagnosen bilden die Grundlage für die Auswahl von Pflegeinterventionen, um erwünschte Pflegeergebnisse (outcomes) zu erzielen, für deren Erreichung die Pflegeperson verantwortlich ist." (Doenges et al., 2014, S. 949).

Es soll nun mit der POP Klassifikation abgeglichen werden. Die POP Klassifikation wird wie folgt definiert. „Pflegediagnosen sind Beschreibungen konkreter pflegerischer Einschätzungen von menschlichen, gesundheitsbezogenen Verhaltens- und Reaktionsweisen im Lebensprozess" (Stefan et al., 2013, S. 16).

Abgleich der Definitionen: Beide Definitionen beziehen sich auf eine pflegerische Einschätzung von Reaktionsmustern von Individuen. Des-weiteren unterscheiden sich die Definitionen in folgenden Aspekten. Die NANDA Definition beschreibt die Zielgruppe genauer mit „Individuum, einer Familie, einer Gemeinde". Die POP Definition gibt als Zielgruppe nur den Menschen an. In der POP Definition werden die „gesundheitsbezogenen Verhaltens- und Reaktionsmuster" nicht weiter gewertet. Die

NANDA Definition unterscheidet in „aktuelle oder potenzielle Gesundheitsprobleme oder Lebensprozesse."

Inhaltlich lassen sich Unterschiede in der Genauigkeit der Definitionen feststellen. Die NANDA Klassifikation definiert sich detaillierter. Die Pflegediagnosen sollen konzeptuell die Pflege abbilden ((Doenges et al., 2014, S. 81). Deshalb sollen die Definitionen in der 2. Ebene mit dem Metaparadigma der Pflege abgeglichen werden.

Abgleich zum Metaparadigma der Pflege: das Metaparadigma der Pflege umfasst die Konzepte Mensch, Pflege, Gesundheit, und Umwelt. (Brandenburg and Bekel, 2008, S. 134)

In der NANDA Definition lassen sich alle Komponenten des Metaparadigma der Pflege ableiten.

Die Benennung der Zielgruppen (Individuum, Familie, Gemeinde) steht für den Menschen, und deuten auf den Aspekt seiner sozialen Umwelt.

„Aktuelle und potenzielle Gesundheitsprobleme oder Lebensprozesse" spiegeln den Aspekt der Gesundheit.

Die Verantwortlichkeit der „Pflegeperson", welche Pflegeinterventionen plant, um erwünschte Pflegeziele zu erreichen" spiegelt das Konzept der Pflege.

Es folgt der Abgleich zur POP Definition. Die „menschlichen gesundheitsbezogenen Verhaltens- und Reaktionsweisen" geben die Aspekte von Mensch und Gesundheit wider. Die „konkreten pflegerischen Einschätzungen" spiegeln den Pflege Aspekt. Es kann in der Definition kein Anhaltspunkt zum Aspekt der Umwelt gefunden werden. Gegebenenfalls lässt sich „Verhaltens- und Reaktionsweisen im Lebensprozess" aus der POP Definition dem Konzept der Umwelt zuordnen. Dem Verfasser ist dies jedoch nicht eindeutig ersichtlich.

5.1.2 Abgleich von NANDA und POP in Ihrer Klassifikationsstruktur

In der NANDA Taxonomie existieren 13 Domänen, aus denen sich aus dem Stand NANDA-I 2012-2014 216 Pflegediagnosen ableiten lassen. Die Domänen lauten: 1. Gesundheitsförderung, 2. Ernährung, 3. Ausscheidung, 4. Aktivität, 5. Wahrnehmung, 6. Selbstwahrnehmung, 7. Rollenbeziehungen, 8. Sexualität, 9. Coping/ Stresstoleranz, 10. Lebensprinzipien, 11. Sicherheit/Schutz, 12. Wohlbefinden und 13. Wachstum/ Entwicklung (Doenges et al., 2014, S. 7, 949-954).

In der POP Klassifikation werden gleichnamig Domänen als Überkategorien genutzt. Sie wird mit 9 Domänen, aus denen sich 15 Klassen ableiten lassen, aus denen wiederum 150 Pflegediagnosen gebildet werden können, strukturiert. Die Domänen lauten wie folgt: 1. Luft, 2. Wasser, 3. Nahrung, 4. Ausscheidung, 5. Aktivität und Ruhe, 6. Alleinsein und soziale Interaktion, 7. Abwendung von Gefahren, 8. Integrität der Person, und 9. Soziales Umfeld (vgl. Stefan et al., 2013, S. IX- XIII).

In der Abbildung lassen sich folgende Domänen gegenüberstellen.

NANDA Domänen	POP Domänen
Ernährung	Nahrung, Wasser
Ausscheidung	Ausscheidung, Luft
Aktivität	Aktivität und Ruhe
Rollenbeziehungen	Alleinsein und soziale Interaktion, Soziales Umfeld
Sicherheit/ Schutz	Abwendung von Gefahren
Coping/ Stresstoleranz	Integrität der Person
Gesundheitsförderung	
Wahrnehmung	
Selbstwahrnehmung	
Sexualität	
Lebensprinzipien	
Wohlbefinden	
Wachstum und Entwicklung	

(vgl. Doenges et al., 2014, S. 949-954, vgl. Stefan and Schalek 2009)

Alle POP Domänen lassen sich in NANDA Domänen gegenüberstellen. Dennoch umfasst die NANDA Klassifikation mehr Lebensbereiche, die in Domänen gefasst sind. Dazu gehören von NANDA Gesundheitsförderung, Wahrnehmung, Selbstwahrnehmung, Sexualität, Lebensprinzipien, Wohlbefinden, und Wachstum/ Entwicklung.

5.1.3 Vergleich NANDA und POP Klassifikation nach Pflegediagnosen, Typen und Struktur

In der NANDA Klassifikation gibt es 5 Typen von Pflegediagnosen. Die aktuellen Pflegediagnosen, die Risikopflegediagnosen, die Syndrompflegediagnose, die Gesundheitsförderungsdiagnose und die Verdachtspflegediagnose (Doenges et al., 2014, S. 84) . Die Abbildung soll die Pflegediagnosen Typen mit deren Struktur gegenüberstellen.

Pflegediagnose Typen NANDA	Struktur
Aktuelle Pflegediagnosen	PES- Schema P= Problemtitel E= Einflussfaktoren S= Symptom und Merkmal

9

Risikopflegediagnosen	PR- Schema
	P= Problemtitel
	R- Risikofaktor
Syndrompflegediagnose	Einteilig, Pflegediagnosetitel gibt Hinweis auf die Ursache und Einflussfaktoren des Problems.
Gesundheitsförderungspflegediagnose	GES- Schema
	G= Gesundheitsförderungs- Diagnosetitel
	E= Einflussfaktor
	S= Symptom und Merkmal
Verdachtspflegediagnose	PE- Schema
	P= Problemtitel
	E= Einflussfaktor
	„Verdacht auf" Abk.: „V.a."

(vgl., Doenges et al., 2014, S. 84)

Die POP- Klassifikation arbeitet mit 3 Pflegediagnose Typen, die wie folgt lauten: die Risikopflegediagnosen, die aktuellen Pflegediagnosen und die Gesundheitsdiagnosen.

Diese sind in der folgenden Abbildung mit Ihrer Struktur gegenübergestellt.

Pflegediagnose Typen nach POP	Struktur
Aktuelle Pflegediagnosen	PÄSR- Format
	P= Pflegediagnosetitel
	Ä= Ätiologie
	S= Symptom/ Merkmal
	R= Ressourcen
Risikopflegediagnosen	PRFR Format
	P= Pflegediagnosentitel
	RF= Risikofaktor
	R= Ressourcen
Gesundheitspflegediagnosen	PR- Format
	P= Pflegediagnosentitel
	R= Ressourcen

(vgl., Stefan and Schalek, 2009,S. 16-18)

Es ist festzustellen, dass Die NANDA mit 5 Pflegediagnosentypen über 2 Typisierungen mehr verfügt als die POP- Klassifikation. Die 3 Typen der POP Klassifikation lassen sich inhaltlich mit den gleich oder ähnlich klingenden Typen der NANDA Klassifikation gegenüberstellen. Bei genauerer Betrachtung wurde festgestellt, dass die NANDA Verdachtspflegediagnose nicht mit spezifischen Pflegediagnosetiteln hinterlegt wird. Zum Beispiel können aktuelle Pflegediagnosen wie die Körperbildstörung zu Verdachtspflegediagnosen umgewidmet werden (vgl., Doenges et al., 2014, S. 84, 462-467).

Damit sind die NANDA Klassifikation spezifischer einzusetzen als die POP Klassifikation.

Die NANDA Strukturformate in den Gegenüberstellbaren Pflegediagnosen Typen sind ähnlich strukturiert, wenngleich die Benennung sich unterscheidet. So ist das PES Format der NANDA Klassifikation gleich anzuwenden wie das PÄSR Format der POP Klassifikation. Unterschiedskriterium bietet die POP Klassifikation mit ihrer Ressourcen Orientierung bei den Pflegediagnosen Strukturen. Die Begründung äußert der Entwickler wie folgt: „Die Erweiterung des Konzepts „Pflegediagnose" durch einen konsequenten ressourcenorientierten Ansatz ermöglicht Pflegenden eine veränderte Sichtweise von Menschen mit Pflegebedarf. Bestehende Konzepte, wie Prävention, Gesundheitsförderung und eine gestärkte Rolle der Menschen mit Pflegebedarf werden besser in der Praxis der Pflege integrierbar." (Stefan and Schalek, 2009, S. 4).

5.2 Argument: Pflegediagnosen Klassifikationen können Pflegephänomene nicht eindeutig benennen

„Pflegediagnostisch geht es darum, den Gesundheitszustand eines Klienten unterscheidend zu beurteilen, zu erkennen und zu benennen." (Doenges et al., 2014, S. 81). Es sollen also Pflegephänomene eindeutig benannt werden können. „Nutzt man bei der Auswahl von Pflegephänomenen die diagnostischen Kernbegriffe der NANDA-I, dann stehen Pflegenden rund 104 Begriffe für Pflegekonzepte zur Verfügung." (Doenges et al., 2014, S. 81). Es wurde eine Studie bei der Recherche gefunden, welche sich auf die Eindeutigkeit der Formulierung der NANDA-I Taxonomie bezog. Diese Studie verglich die Icd Diagnose Demenz mit der NANDA-I Pflegediagnose chronische Verwirrtheit. Im Vergleich stellte man fest: Die NANDA-I Pflegediagnose ist in Ihrer Definition zu unklar formuliert. Die Diagnose gründet sich zum Teil auf unscharfe Konstrukte wie „Verfall des Intellekts- und der Persönlichkeit" als Charakteristika. Methodisch vorzuziehen wären schon in der Definition präziser gefasste Termini. Auf jeden Fall sollte aber bei den zusätzlich aufgeführten charakteristischen Merkmalen, die als Assessmentindikatoren im Rahmen der klinischen Diagnostik dienen, auf reproduzierbare Operationalisierungen zurückgegriffen werden. Stattdessen werden die Merkmale „Persönlichkeitsveränderung" und „kognitive Beeinträchtigung" aufgeführt, die wiederum in ihrer Komplexität unkonkret sind und wenig griffig erscheinen. So umfasst alleine der Begriff „kognitive Beeinträchtigung" die Subkategorien „Orientierungsstörung, Aufmerksamkeit, Konzentration, Intelligenz, Urteilsvermögen, Lernfähigkeit, Gedächtnis, Wahrnehmung, Problemlösen, psychomotorische Fähigkeiten, Reaktionszeit" (Ried and Gutzmann, 2003).

5.3 Interpretation der Antithese

Bezug zur Fachsprache: Anhand des Abgleiches der Klassifikationen der NANDA und der POP sind diverse Ähnlichkeiten festzustellen. Zwar haben die Definitionen einen unterschiedlichen Wortlaut, aber beide ähneln sich im Diagnostizieren von menschlichen Verhaltensmustern. Das Metaparadigma der Pflege lässt sich auf beide Klassifikationen ableiten. Lediglich der Aspekt der Umwelt vom Metaparadigma ist bei der POP nicht zu erörtern. Alle Domänen der POP Klassifikationen lassen sich mit NANDA Domänen gegenüberstellen. Die NANDA Klassifikation hat aber mehr Domänen und wirkt damit umfangreicher, weil mehrere Aspekte im gesundheitsbezogenen menschlichen Leben berücksichtigt werden. Dasselbe Ergebnis erzielt der Vergleich beider Pflegediagnose Typen von den Klassifikationen. Die Typen der POP Klassifikation (Aktuelle Pflegediagnosen, Risiko Pflegediagnosen, Gesundheitspflegdiagnosen) lassen sich zu Typen der NANDA Klassifikation zuordnen. Jedoch hat die NANDA Klassifikation 2 Pflegediagnosetypen mehr (Gesundheitsförderungspflegediagnosen und Verdachtsdiagnosen). Dafür hat die POP Klassifikation den Aspekt der Gesundheitsförderung Strukturell in jede Pflegediagnose aufgenommen mit dem Aspekt der Ressourcenorientierung. Die Strukturierungen der Formate lassen sich trotz unterschiedlicher Benennung gegenüberstellen. Wie erwähnt ist die POP mit der Aufnahme der Ressourcen in die Formate ausführlicher. Die NANDA Klassifikation ist in fast allen Elementen, die verglichen wurden detaillierter. Dies mag daran liegen, dass die NANDA Klassifikation historisch älter ist und regelmäßig überarbeitet wird (vgl.Brandenburg and Bekel, 2008, S. 231).

Das Argument: „Die Vielfalt an Pflegediagnosen Klassifikationssystemen hemmt die Entwicklung einer einheitlichen Fachsprache." lässt sich anhand der Beispielhaften Diskussion nicht belegen. Es sind Unterschiede strukturell und inhaltlich nur begrenzt vorhanden. Wenn Pflegende in zwei Gruppen geteilt würden und jede Gruppe arbeitet mit einem der zwei Klassifikationen und die zwei Gruppen würden sich kommunikativ zusammensetzen, ist anzunehmen, dass sie nicht exakt mit demselben Wortschatz kommunizieren. Aber die vielen strukturellen und inhaltlichen Gemeinsamkeiten der beiden Klassifikationen würden die Kommunikation ermöglichen.

Das Argument: „Pflegediagnosen Klassifikationen können Pflegephänomene nicht eindeutig benennen", ist bewiesen. Am Beispiel der Pflegediagnose „chronische Verwirrtheit" aus der NANDA I Taxonomie wurde bewiesen, dass es zumindest eine Pflegediagnose gibt, die das Benennen von Pflegephänomenen noch nicht eindeutig ermöglicht. Sicherlich wird es noch mehrere geben. Zur eindeutigen Bestimmung von Pflegephänomenen müssen klar abgegrenzte Symptome beschrieben werden.

6. Conclusion

Unter dem Titel der Arbeit „Was leisten Pflegediagnosen einer praktischen Wissenschaft" ist festzustellen, dass sie einen Ausgangspunkt bilden, die Pflegefachsprache zu vereinheitlichen. Die Argumente zur These, dass Pflegediagnosen eine einheitliche Pflegefachsprache schaffen, wurde belegt. Der geschichtliche Verlauf ist als eine Erfolgsgeschichte zu sehen. Das Argument wurde bestätigt. Es wurde angeschnitten, dass nicht alle Pflegediagnosen einer Klassifikation sich nicht auf alle Kulturen anwenden lassen. Klassifikationssysteme müssen bei der Anwendung auf andere Kulturen modifiziert werden. In Europa wird dies auch durch Organisationen wie der AFEDI und der ACENDIO Bearbeitet. Frage ist, ob die Modifizierung bereits als Differenzierung der Pflegefachsprache zu verstehen ist. Darüber hinaus könnte man auch kleinteiliger diskutieren, ob sich die Pflegefachsprache in der Anwendung der Pflegediagnosen schon in unterschiedlichen Settings differenziert. Es ist nicht notwendig großräumig nur über Unterschiede zwischen Kulturräumen zu suchen. Die Betrachtung sollte schon auf dem Krankenhausflur beginnen. Der Gang von einer chirurgischen zur Inneren Station, lässt schon Unterschiede im Auftreten von Pflegephänomenen beobachten. Dementsprechend unterscheidet sich auch die pflegerische Praxis zwischen diesen Stationen. Auch das zweite Argument, dass Pflegediagnosen helfen die Fachsprache zu vereinheitlichen, weil sie es ermöglichen den Pflegeprozess an viele Pflegetheorien anzupassen, wurde belegt. Das Ergebnis lässt sich jedoch nicht verallgemeinern. Es wurde nicht geprüft, ob andere Pflegediagnose Klassifikationssysteme sich auch an andere Pflegetheorien anpassen können. Es ist auch nicht geprüft worden in wie weit die Übersetzung von Pflegediagnosen Klassifikationssystemen kompatibel und bedarfsgerecht anwendbar auf andere Pflegemodelle und -Theorien sind. Sind Pflegediagnoseklassifikationssysteme adaptationsfähig genug bei dem existierenden theoretischen Pluralismus (vgl. Brandenburg and Bekel, 2008, S. 133) von Pflegetheorien und -modellen, um universell einsetzbar zu sein? Die Antithese, dass Pflegediagnosen keine einheitliche Pflegefachsprache schaffen, lässt sich nicht einwandfrei belegen. Der beispielhafte Vergleich der NANDA und der POP Klassifikation konnte die These nicht stützen. Die beiden Klassifikationen sind in ihrer Basis ähnlich. Auch hier lässt sich das Ergebnis nicht verallgemeinern, weil es zu erörtern gilt, ob sich andere Klassifikationssysteme nicht doch fundamental von der analysierten Einheitsstruktur unterscheiden. Das zweite Argument konnte die Antithese stützen. Solange es Pflegediagnosen gibt, die in der Bestimmung der vorgesehenen Pflegephänomene keine eindeutigen Symptome vorgeben, können Pflegefachpersonen bei demselben Pflegephänomenen nicht dieselbe Diagnose stellen. Dies ist eine Blockade zur Vereinheitlichung der Pflegefachsprache. Eine Grenze in der Reichweite der Arbeit liegt in der theoretischen Betrachtung der Pflegediagnose als einzelnes Glied. Es wurde angerissen, dass sich der Begriff Pflegediagnose zusammen mit dem Pflegeprozess als einander bedingend geprägt hat. Doch die Rolle der praktischen Umsetzung konnte in der Arbeit nicht analysiert werden. Ein wesentlicher Rahmen der Umsetzung wäre die Rolle der Pflegedokumentation und deren Transformationsprozess in EDV gestützte Systeme. Hinzu kommt das Auswahlkriterium für die POP Klassifikation zum Vergleich mit der NANDA Taxonomie. Sie wurde als Open Source Programm entwickelt, um Einrichtungen Zugang zu Pflege Klassifikationen zu gewähren, die sich keine Lizenzgebühren für ebendiese leisten können. Frage ist, welche Hemmnisse durch die Lizenzgebühren für die Anwendung von Pflegediagnose Klassifikationen wirklich für die Bildung einer Pflegefachsprache gebildet werden. Und schlussendlich hat diese Arbeit nicht den Vergleich zu anderen Professionen wie zum Beispiel der Medizin umsetzen können. Sehr viele Fragen sind aus Sicht des Verfassers offen geblieben, zu denen keine Ergebnisse in der Literaturrecherche gefunden werden konnten.

Als Fazit ist festzustellen: Der Beitrag, den die Pflegediagnosen leisten, um die Pflegefachsprache zu vereinheitlichen, ist nicht genug beforscht. In der Auffassung des Verfassers ist die Einheitlichkeit der Pflegefachsprache die Grundvoraussetzung für jegliche weitere Leistung, die Pflegediagnosen einer praktischen Wissenschaft bringen könnten; seien es Leistungsdarstellung und deren Abrechenbarkeit und vieles mehr.

.

7. Literaturverzeichnis

Bücher und Artikel

BRANDENBURG, H. & BEKEL, G. 2008. *Lehr- und Arbeitsbuch zur Einführung in das wissenschaftliche Denken in der Pflege,* Bern, Huber, Hogrefe AG.

DOENGES, M. E., MOORHOUSE, M. F., MURR, A. C., MÜLLER STAUB, M. & HERRMANN, M. 2014. *Pflegediagnosen und Pflegemaßnahmen,* Bern, Huber.

GORDON, M. & BARTHOLOMEYCZIK, S. 2001. *Pflegediagnosen. Theoretische Grundlagen,* München, Urban & Fischer.

MÜLLER STAUB, M., SCHALEK, K., KÖNIG, P. & BOLDT, C. (eds.) 2017. *Pflegeklassifikationen. Anwendung in Praxis, Bildung und elektronischer Pflegedokumentation,* Bern: Hogrefe.

RIED, S. & GUTZMANN, H. J. Z. F. G. U. 2003. Das Pflegephänomen"Chronische Verwirrtheit" im Kontextder Diagnose "Demenz". 36, 297-302.

STEFAN, H., ALLMER, F., SCHALEK, K., EBERL, J., HANSMANN, R., JEDELSKY, E., PANDZIC, R., TOMACEK, D. & VENCOUR, M. C. 2013. POP - PraxisOrientierte Pflegediagnostik. Pflegediagnosen - Ziele - Maßnahmen. 2. Aufl. 2013 ed. Vienna: Springer.

STEFAN, H. & SCHALEK, K. J. P. 2009. POP® - PraxisOrientierte Pflegediagnostik. 14, 26-29.

STEFAN, H. & SCHALEK, K. J. P. 2014. Die Qual der Wahl. 19, 28-29.

Internetquellen

Deutschsprachige ICNP® Nutzergruppe, ICNP Geschichte, online unter URL: http://icnp.info/?page_id=285, letzter Abruf: 30.06.2019

ICNP Browser, online unter URL: https://neuronsong.com//_/_sites/icnp-browser/#/2017/concepts/de/10042335, letzter Abruf: 12.07.2019

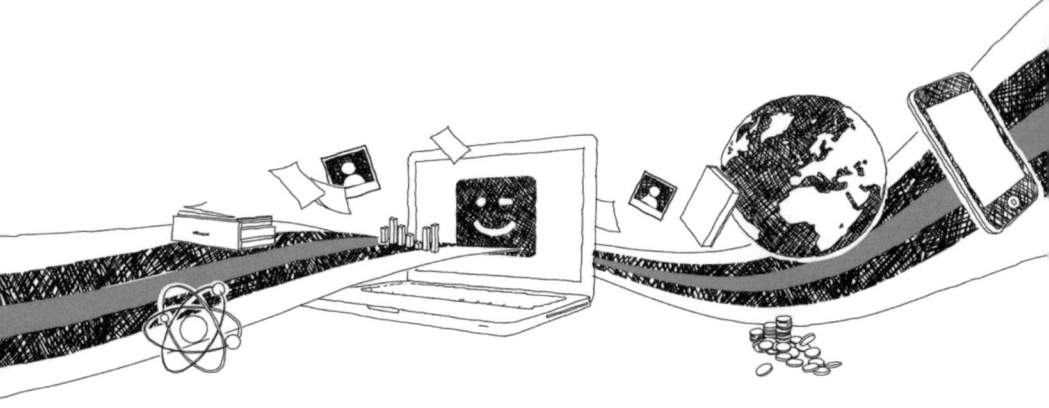
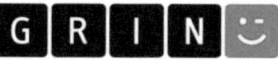